AF363877

DE

L'APPLICATION

DES

SCIENCES PHYSIQUES ET CHIMIQUES

A LA BIOLOGIE

PAR

LE Dr L. MICÉ

Licencié ès-sciences, Chef des travaux de Physique et de Chimie à la Faculté
des Sciences de Bordeaux,
Médaille d'or de l'Académie de la même ville (1853),
Médaille d'or du Gouvernement (choléra 1855), etc.

TRAVAIL LU EN SÉANCE GÉNÉRALE DU CONGRÈS SCIENTIFIQUE DE FRANCE, 28ᵉ SESSION

Le 26 Septembre 1861

BORDEAUX

IMPRIMERIE ET LIBRAIRIE MAISON LAFARGUE

L. CODERC, F. DEGRÉTEAU ET J. POUJOL, SUCCESSEURS

Rue du 28 Saint-Georges, 28.

1862

Bordeaux. — Imp. de F. Degreteau et Cie.

L'APPLICATION

DES

SCIENCES PHYSIQUES ET CHIMIQUES

A LA BIOLOGIE

Je n'ai pas l'intention d'arrêter longtemps le Congrès sur cette question, que l'on jugera peut-être devoir céder le pas à d'autres plus pratiques. Démontrer, en quelques mots, qu'il est sage d'appliquer nos connaissances physiques et chimiques à l'étude de la vie, est mon principal but. Je ne ferai pas l'histoire détaillée des découvertes dont la science s'est enrichie par ce moyen, car ce serait presque faire un cours entier de physiologie.

Il paraîtra peut-être superflu aux savants étrangers à notre localité, surtout aux savants du Nord, qu'on vienne encore aujourd'hui discuter les bases de la science. Quand des cours de physique et de chimie richement dotés et confiés à d'éminents professeurs sont institués dans toutes les Facultés de médecine, quand une prescription réglementaire impose à tous les jeunes gens des Écoles secondaires l'obligation de suivre les cours des Facultés des sciences, n'est-il pas évident que la connaissance des agents naturels et des réactions mutuelles des corps est considérée comme indispensable au médecin? — Et pourtant je dois dire et plusieurs d'entre vous savent que, malgré cette consécration officielle, le nombre des opposants est encore assez considérable. J'ai entendu un professeur d'École secondaire, j'ai entendu un professeur de la Faculté de Paris faire l'éloge de la physique et de la chimie considérées comme sciences pures, mais conseiller à leurs élèves, dans des conversations particulières, d'étudier ces sciences, puisqu'elles sont dans le programme, mais de les délaisser au plus vite après le troisième examen de fin d'études, afin de n'être pas tentés de les appliquer dans la pratique médicale. On sait, du reste, que les médecins philosophes sont partagés en deux camps représentés encore par les écoles de Paris et de Montpellier, et qu'il suffit de la plus petite question théorique pour mettre le feu aux poudres : ainsi, dans ces derniers temps, et dans une seule Société savante (l'Académie de Médecine de Paris), indépendamment de plusieurs escarmouches, il y a eu deux batailles rangées : l'une en Décembre 1855 et Janvier 1856 à propos de l'utilité du séton, l'autre en 1860 à propos d'une explication donnée des propriétés thérapeutiques du fer. La scission est si complète entre les deux camps, qu'on a vu, en 1856, dès la première nouvelle de la lutte, un représentant distingué du vitalisme, quitter brusquement Montpellier et accourir à Paris pour défendre son drapeau.

Vous le voyez, Messieurs, il y a encore de l'actualité à dire quelques mots sur la question dont je m'occupe. Il ne sera pas dit que, dans une des deux villes où j'ai entendu tenir par un professeur officiel, le langage cité plus haut, une protestation ne se sera pas faite entendre dans une circonstance aussi solennelle; et, s'il est vrai que c'est bien de la discussion que jaillit la lumière, peut-être serai-je assez heureux pour ranimer les cendres mal éteintes d'un brasier encore fumant.

On sait qu'il y a une physiologie végétale et une physiologie animale.

Pour l'étude de la vie dans les plantes, je ne sache pas qu'on repousse l'intervention de la physique et de la chimie. Les savants qui s'occupent de géographie botanique cherchent à expliquer la distribution des espèces par la composition minéralogique des terrains, et l'on sait que, s'il est des végétaux qui semblent préférer une formation géologique à une autre, c'est parce qu'ils trouvent dans cette formation, ainsi que l'a établi, entre autres, M. Boreau, dans son introduction à la Flore du Centre de la France, les éléments chimiques dont ils ont besoin. Les agronomes savent aussi que la culture de telle plante convient à tel terrain, que des amendements sont souvent nécessaires si on veut faire venir dans le même sol une autre espèce utile, et que des engrais appropriés à la composition chimique du végétal et destinés à lui servir d'aliments, donneront à celui qui les aura achetés une récolte amplement rémunératrice des frais qu'il aura faits de plus que les autres. Les ouvrages de chimie agricole abondent, et ce n'est pas dans une ville où cette science est enseignée avec tant de succès qu'on trouverait quelqu'un disposé à douter de son utilité.

Laissons donc les plantes de côté, après avoir fait remarquer toutefois l'étrange contre-sens que font ceux qui appliquent la chimie à l'étude de l'évolution et de l'entretien des végétaux et qui lui refusent tout accès dans le domaine de la physiologie animale; comme si la vie n'était pas tout aussi mystérieuse, tout aussi intéressante et difficile à observer dans l'un des deux règnes que dans l'autre!

— Arrivons aux animaux et, afin de ne pas faire traîner le débat en longueur et de porter de suite la discussion sur le terrain le plus brûlant, abordons immédiatement le premier des êtres de la création, celui, du reste, qui a été le plus étudié et qui est peut-être le moins connu.

— Dans l'homme, comme chez la plupart des animaux, on distingue nettement trois grands groupes de fonctions : 1° fonctions de relation ; 2° fonctions de reproduction : 3° fonctions de nutrition.

— Dans l'étude des deux premiers groupes, la physique et la chimie ne semblent pas, au premier abord, avoir rendu de grands services ; et pourtant on reconnaîtra, avec un peu d'attention, que, sans elles, ces deux points de la science ne seraient pas aussi avancés qu'ils le sont. Elles ont fourni, en effet, d'excellents réactifs du système nerveux ; je veux parler de l'électricité et des anesthésiques. Que de découvertes physiologiques sont dues à l'emploi de ces grands moyens d'investigation ! Ne sait-on pas que l'électricité, venant en aide aux vivisections (autre arme puissante de la biologie expérimentale), distingue admirablement les nerfs moteurs des nerfs sensitifs, et parmi ces derniers, les nerfs de sensibilité générale des nerfs de sensibilités spéciales ? Ne sait-on pas que la thérapeutique possède en elle un des plus forts excitants ? Ne sait-on pas que l'électricité ressuscite les anesthésiés ; qu'elle peut, dans certains cas, rendre la vue aux aveugles et les membres aux paralytiques ? Le galvano-caustique n'est-il pas un admirable instrument, et la galvano-puncture une excellente méthode ? Et, par ses propriétés chimiques, l'électricité ne semble-t-elle pas devoir bientôt opérer, entre les mains de M. Broca, la cure radicale des anévrismes, et entre les mains de M. Pocy (de la Havane), celle des empoisonnements métalliques ? — Je le demande, où le médecin aurait-il puisé toutes ces admirables applications, si le physiologiste avait refusé l'intervention de la physique dans ses études ?

Et les anesthésiques, qui ont été un si grand progrès pour la thérapeutique, ne constituent-ils pas un des plus délicats instruments de dissection des propriétés du système nerveux ? M. Flourens n'a-t-il pas démontré que l'éther et le chloroforme agissent d'abord sur les lobes cérébraux, et plus tard sur la protubérance annulaire ? Aran n'a-t-il pas séparé, par l'éther chlorhydrique chloré, la sensibilité de la motricité, et même l'action musculaire de l'action nerveuse ? Quel est l'outil mécanique qui produit les mêmes résultats ? Il n'en est aucun, comme vous le savez, et ces faits eussent été ignorés si on n'avait voulu faire aucun emprunt à l'arsenal chimique.

Mais ce n'est pas seulement comme magasins à instruments que la physique et la chimie ont été utiles à l'étude des fonctions de relation. Elles enseignent à relier ces fonctions au double mouvement de composition et de décomposition dont les animaux sont le siége.

Dans le système nerveux sont enfouies des forces propres aux animaux, et qui, à certains moments, apparaissent au dehors : telles sont la force sensitive, la force motrice, la force intellectuelle et la volonté.

On peut définir les forces de deux manières différentes. On peut appeler ainsi toutes les causes susceptibles de modifier la matière, d'en changer les propriétés ; ou bien tous les effets accompagnant les modifications subies par la matière.

Ces deux définitions sont également bonnes, quoique, au premier abord, elles semblent essentiellement disparates. Cela provient de ce que, quand un mouvement matériel, mécanique ou chimique, s'exécute, il se produit en même temps un développement ou une disparition de forces, sans qu'il soit possible de dire si ces forces sont la cause ou l'effet du mouvement observé. Ainsi, par exemple :

De l'eau liquide à 0° se transforme en glace à la même température. Il se produit là deux phénomènes concomitants : une solidification et un dégagement de chaleur. Quel est celui de ces deux phénomènes qui est cause de l'autre ? C'est ce qu'il est véritablement impossible de dire, car ils commencent en même temps et finissent ensemble. On observe donc là un mouvement matériel, un déplacement et un nouvel arrangement de molécules, et en même temps une apparition de forces qui ne sauraient être mieux définies que par leur coïncidence même avec la modification de la matière.

L'acide arsenieux vitreux, dissous dans l'acide chlorhydrique bouillant et soumis au refroidissement, se solidifie en se transformant en acide arsenieux opaque. La production de chaque cristal est accompagnée d'une émission subite de lumière.

Voilà encore un phénomène physique et un phénomène mécanique qui se produisent en même temps, et, le second une fois compris, le premier se définit très-bien par sa coïncidence avec lui.

Une lame de zinc, plongée dans de l'acide sulfurique étendu, dégage de l'électricité en même temps qu'il se produit du sulfate de zinc et de l'hydrogène. Que voit-on ici? Une réaction chimique et une production concomitante de force. L'électricité qui apparaît n'est pas plus la conséquence que l'origine de l'action chimique, et la preuve, c'est que, si le zinc est amalgamé, l'action chimique ne se produit qu'au moment où le circuit est fermé et où le courant peut s'établir. Nous avons donc là encore une force que nous pouvons, à volonté, considérer comme la cause ou comme l'effet du mouvement matériel que détermine sur le zinc l'action de l'acide étendu.

Il serait facile de multiplier les exemples pour démontrer que tout mouvement matériel s'accompagne d'un phénomène d'apparition ou de disparition de forces, et *vice versà*. Les forces ne peuvent donc être mieux définies que par leur coexistence avec un déplacement de molécules, et on peut, à volonté, les considérer soit comme la cause, soit comme l'effet de ce déplacement.

Est-il sage, est-il raisonnable d'admettre que les forces que développe la machine vivante fassent exception à cette loi si générale? N'est-il pas évident, par exemple, que la production de la pensée est aussi accompagnée d'un mouvement de décomposition qui s'effectue dans le cerveau? Il ne saurait y avoir de doute à cet égard : ce mouvement est la condition *sinè quâ non* du phénomène intellectuel, mais il ne peut pas non plus se produire sans lui donner naissance. C'est ce qui fait que notre esprit n'est jamais inactif et que nous pensons, même alors que nous semblons étrangers à tout ce qui nous entoure, comme dans le sommeil, par exemple. Une diminution, une augmentation ou une perversion dans le mouvement cérébral de décomposition, s'accompagne toujours d'une diminution, d'une augmentation ou d'une perversion dans le phénomène de la pensée ; mais il n'y a cessation complète de ce dernier que lorsque il y a aussi cessation complète du premier, comme dans la syncope ou mort momentanée et dans la mort définitive.

Tout muscle qui se contracte, tout viscère qui fonctionne, s'use à ce travail, c'est-à-dire perd les molécules qui le constituent, ces molécules prenant des formes fluides qui leur permettent de traverser facilement les tissus pour s'écouler au dehors. Ces déperditions doivent être réparées sous peine de mort, et c'est ainsi qu'apparaît à son tour la nécessité du mouvement de composition. Les anciens savaient comme nous que toutes les parties de notre corps sont sans cesse renouvelées ; mais ils ignoraient la nécessité de ce tourbillon matériel, et la physique et la chimie seules ont montré le lien qui unit les fonctions de nutrition à celles de relation.

— Si nous passons aux fonctions de reproduction, nous voyons les sciences dont je me fais le défenseur, rendre encore des services à la physiologie. Elles apprennent que la respiration est un des premiers actes de la vie, et que la présence constante d'une huile dans le vitellus a sans doute pour raison la facilité avec laquelle les corps gras fluides absorbent l'oxygène ; elles font voir l'identité de nature de l'albumine de l'œuf et de l'albumine du sang, d'où ressort le soin avec lequel tout est préparé d'avance pour l'alimentation du jeune être ; elles expliquent la nécessité de la chaleur de la mère ou d'une chaleur artificielle pour l'éclosion par le défaut des aliments de calorification, ceux-ci n'étant représentés que par des corps gras, excellents sans doute pour commencer l'oxydation, mais difficilement combustibles ; en découvrant les produits de l'urine dans les eaux de l'amnios, elles enseignent que le mouvement nutritif que nous venons de démontrer, essentiel à toute manifestation vitale, est aussi complet chez le fœtus que chez l'homme ; en trouvant toujours du sel marin dans le sang, elles concluent que ce sel doit être indispensable à l'œuf, et expliquent ainsi l'infécondité observée chez les femelles qu'on prive de cet aliment minéral.

— Mais hâtons-nous d'arriver aux fonctions de nutrition, et il sera bientôt évident que leur étude n'aurait pas fait un pas depuis soixante ans sans l'intervention de la physique et surtout de la chimie. Pour ma part, je déclare ne voir quelque chose dans cette partie de la biologie animale, qu'à la lueur du flambeau qu'avaient essayé d'allumer plusieurs alchimistes d'autrefois, et qui, depuis Lavoisier, projette vraiment sa lumière.

On sait la division qu'ont faite des aliments les premiers chimistes de l'Allemagne et de la France. Elle repose sur la composition élémentaire, et cette composition est tellement importante qu'elle régit tout : le lieu et le mode de dissolution, les liquides digestifs, le mode d'absorption, les fonctions dans le sang, l'assimilation ou non-assimilation, les produits de destruction et les portes de sortie de ces produits.

On admettait autrefois que tous les aliments étaient digérés de la même manière et par deux actes successifs dont le premier, se passant dans l'estomac, était nommé *chymification*, et le second, ayant pour siége le duodénum, était appelé *chylification*. Le *chyle*, ou produit définitif de toute digestion, était absorbé par les vaisseaux blancs du ventre, et n'entrait dans le sang qu'au point d'abouchement du canal thoracique et de la veine sous-clavière.

Cette théorie si longtemps professée, il a suffi de quelques travaux d'application de la chimie pour la renverser. En une dizaine d'années, tout a changé de face, principalement par le fait du célèbre physiologiste qui occupe aujourd'hui la chaire de Magendie. Il a été établi que les aliments azotés sont seuls digérés dans l'estomac, mais complètement, par le fait de la pepsie et de l'acide du suc gastrique, et qu'une fois dissous, ils sont directement absorbés par les veines ; de là est venue une admirable application thérapeutique (les poudres nutritives de Corvisart).

Quant aux aliments ternaires, c'est encore leur nature chimique qui sert à les partager en groupes, et en groupes aussi distincts que possible à tous les points de vue. Ces groupes, on le sait, sont les suivants : alcooliques, hydrates de carbone, corps gras. Les alcooliques, par leur nature liquide, n'ont pas de digestion, à moins qu'ils ne soient trop concentrés, cas auquel ils subissent, avant l'absorption, une dissolution dans le mucus du tube digestif dont ils déterminent une hypersécrétion, dissolution dont le but est évidemment de ne les laisser arriver qu'étendus dans le sang, afin qu'ils n'en coagulent pas l'albumine. Les hydrates de carbone sont digérés un peu partout par la salive et le suc pancréatique, transformés en glycose et absorbés par les veines, et nous ferons remarquer ici combien il serait irrationnel de refuser les lumières de la chimie quand elle démontre que les liquides qui digèrent la fécule dans l'économie animale, contiennent précisément le même principe (diastase) qui digère cette même fécule dans les plantes lors de la germination, et qui la digère aussi dans l'industrie lors de l'opération nommée *saccharification*. Les corps gras sont digérés dans le duodénum par le suc pancréatique, et aussi, probablement, un peu par la bile; cette digestion semble n'être qu'une division mécanique, qu'une émulsion ayant pour but de diviser le produit en gouttelettes ténues qui puissent s'introduire dans les vaisseaux chylifères seuls chargés de l'absorption de ces aliments. Et que dira-t-on si je rappelle ce fait bien démontré, qu'il n'y a que les graisses fusibles à la température du corps humain qui soient digérées et que les corps gras à plus haut point de fusion se retrouvent dans les selles? La nature physique et chimique de l'aliment ne montre-t-elle pas encore ici toute son influence?

Les aliments ternaires semblent se rapprocher par leurs fonctions : tous ont été confondus sous les noms d'*aliments respiratoires* ou *de calorification*. Mais là encore la nature chimique établit des différences. Les alcooliques sont les plus facilement combustibles, ici comme hors de l'être vivant : ils réchauffent presque aussitôt l'animal, et dans tous les points, comme le prouve leur admission unanime dans la classe des *stimulants diffusibles*, et ils ont un pouvoir calorifique moyen. Les hydrates de carbone tiennent le milieu pour la facilité de combustion, mais ont le moindre pouvoir calorifique, et ce dernier fait s'explique puisqu'ils n'ont que leur carbone à brûler, l'hydrogène trouvant à côté de lui tout l'oxygène nécessaire à sa combustion. Enfin, les corps gras, ici comme dans nos lampes, sont ceux qui dégagent le plus de chaleur; mais ils ne peuvent être utilisés qu'à l'aide d'une soufflerie qui leur fournisse l'oxygène nécessaire; cette soufflerie, c'est l'exercice, qui active la respiration et qui remplit pour eux le même but que le tube central des lampes à double courant.

La connaissance de ces faits permet d'heureuses applications. Quelle que soit l'opinion qu'on se fasse du diabétès sucré, il y a toujours dans cette affection un symptôme grave : c'est la perte sans emploi d'une des trois espèces d'aliments de calorification. Quoi de plus rationnel alors que de remplacer les féculents intolérés par les alcooliques donnés à dose modérée et par l'huile de foie de morue, la plus facile à utiliser de toutes les matières grasses ! C'est de la médecine de symptôme sans doute; mais que de fois n'est-on pas forcé d'employer celle-là par suite de l'ignorance où l'on est des causes des maladies !

Le mécanisme de l'absorption a été élucidé par la physique. On sait combien était faible autrefois la théorie de cette fonction : on se bornait à supposer des bouches béantes aux vaisseaux chylifères (on croyait qu'eux seuls absorbaient) et encore était-ce par un phénomène physique (la capillarité) qu'on expliquait le jeu de ces bouches et des canaux dont elles représentaient les orifices. Dans les plantes, on faisait une simple comparaison pour faire comprendre ce qu'était le phénomène, mais nullement pour l'expliquer : on admettait de petites éponges, constituées par un tissu de récente formation, à l'extrémité de chaque fibrille du chevelu, et on se contentait de cette analogie comme si on se rendait un compte parfait du mécanisme de l'imbibition des éponges. Voilà où en était la science lorsque Dutrochet reprit l'étude de l'ab-

sorption et en donna pour les deux règnes une théorie basée
sur le phénomène physique de l'*endosmose*, théorie qui explique aussi bien cette fonction dans les vaisseaux fermés (de
beaucoup les plus nombreux) que dans les vaisseaux à bou-
che béante (qui ne sont le plus souvent que des vaisseaux
coupés par accident).

La thermométrie animale doit aussi beaucoup à la physique.
Les anciens procédés de détermination de la température
moyenne du corps laissaient fort à désirer; ils n'indiquaient
que la chaleur sensible de la peau ou des portions de mu-
queuses placées près de la peau. C'est alors que MM. Becque-
rel et Breschet eurent l'idée de chercher la température des
muscles et des viscères par des aiguilles thermo-électriques
ne produisant tout au plus qu'une innocente acupuncture;
plus tard, à l'aide du thermomètre métastatique de Walfer-
din, M. Claude Bernard a pu noter les diverses températures
que présente le sang dans les principaux points de l'appareil
circulatoire.

J'arrive à la respiration, et je me demande comment il est
possible de ne pas la considérer comme une combustion.
Quels que soient les phénomènes intermédiaires, ne voit-on
pas entrer dans l'animal des aliments qui, brûlés à l'air,
donneraient eau, acide carbonique et azote, et ne voit-on
pas sortir précisément ces mêmes produits? Or, le concours
d'un oxygène extérieur à la molécule organique, n'est-il pas
indispensable pour former ces produits? On est donc obligé
d'admettre dans les deux cas une combustion qui est vive
dans nos foyers et lente dans l'économie. Seulement cette
combustion n'est pas toujours complète : les matières azotées
surtout ne sont brûlées qu'en partie, et l'azote, au lieu de se
dégager tout entier à l'état de liberté, sort en grande partie à
l'état de produits solubles et cristallisables. Le principal de
ces produits est l'urée, et on sait que M. Béchamp a produit
artificiellement cette urée dans nos vaisseaux de chimie par
l'oxydation incomplète des matières albuminoïdes, et cela à
la température de 38 à 40° seulement, température du corps
des animaux même qui fournissent ce produit.

La combustion dans nos foyers dégage de la chaleur, et toujours la même dose de chaleur se dégage dans le passage d'un élément de l'état de liberté à l'état de produit suroxydé : on sait en effet, qu'en additionnant la chaleur de combustion du carbone qui ne passe qu'à l'état d'oxyde et celle de l'oxyde qui devient acide, on obtient juste la chaleur de combustion du carbone qui devient d'emblée acide carbonique. Que le passage de l'état simple à l'état brûlé se fasse en un temps ou en deux, toujours même dégagement de chaleur. Que ce passage se fasse lentement ou vivement, toujours encore même chaleur rendue libre. La principale cause de la chaleur animale se trouve donc dans la combustion des aliments respiratoires et des organes qui fonctionnent.

Du reste, des expériences comparatives de chimie et de physique ne laissent aucun doute à cet égard. On sait que depuis quelque temps des mesures exactes ont été appliquées à la nutrition considérée dans son ensemble. Cette nouvelle branche de la biologie a pris le nom de *statique*, et voici la justification de ce nom : Puisque la matière ne se détruit jamais, pas plus qu'elle n'augmente de quantité, — puisqu'il en est absolument de même des agents naturels, tout ce que reçoit un être vivant doit se retrouver en lui ou dans les produits qu'il rejette ; s'il ne rend pas autant qu'on lui donne, il doit augmenter de poids ou de forces ; s'il rend davantage, il faut nécessairement qu'il s'appauvrisse d'une quantité de matière ou d'agents égale à l'excès de ce qu'il a perdu sur ce qu'il a gagné. On doit donc pouvoir établir entre les dépenses et les recettes d'un être vivant, comme entre les dépenses et les recettes d'une maison de commerce, d'une caisse de banquier, une comparaison, une *balance*, et, dans l'état stationnaire de la vie, c'est-à-dire, si l'individu considéré ne maigrit ni n'engraisse, il doit y avoir poids égal, *équilibre*, entre les entrées et les sorties. Ainsi on a pu nommer *statique* la science de cet équilibre particulier ; on a pu désigner ainsi la partie de la biologie qui se propose pour but d'étudier au point de vue quantitatif le grand mouvement de nutrition, et de comparer

la masse des produits fournis par la décomposition des tissus
à celle des produits destinés à leur recomposition.

MM. Boussingault, Dumas, Barral, ont déjà fait plusieurs
recherches de statique, et ce moyen d'investigation si sûr
a permis de fixer les quantités de carbone et d'hydrogène
brûlées par une espèce animale dans un temps donné; par la
chaleur de combustion de ces deux éléments on a pu calculer
la quantité de chaleur dégagée en vingt-quatre heures, et
cette quantité de chaleur a été confirmée par l'expérience
directe faite en enfermant les mêmes animaux dans des calori-
mètres munis d'un courant d'air. Ce remarquable accord entre
les données de l'analyse chimique et les résultats des mesures
thermiques n'est-il pas la consécration la plus belle de la théorie de la combustion vitale et de la calorification animale?

La nécessité de la circulation ne fait l'objet d'un doute pour
personne; mais le physiologiste qui s'éclaire des données du
monde ordinaire, comprend seul tout le but de cette fonction
dans le microcosme vivant. Pour lui, un animal peut être com-
paré à une grande ville. Ce qui entre dans cette dernière se
répartit entre les divers quartiers, dans le même quartier
entre les diverses maisons, dans la même maison entre les
diverses familles qui l'habitent, dans la même famille entre
les divers individus. Ce qui sort de la ville provient des divers
quartiers; ce qui sort d'un quartier, des diverses maisons; ce
qui sort d'une maison, des diverses familles qui l'habitent;
enfin, ce qui sort d'une famille provient de ses divers membres. Ainsi, les approvisionnements, introduits par les diverses
portes, se divisent et se subdivisent pour subvenir aux besoins
de tous; et les détritus, au contraire, ou les produits formés
par tous s'ajoutent et se surajoutent pour sortir, plus ou
moins mélangés, par les diverses issues de la cité. De même,
dans le remarquable et rapide tourbillon qui constitue la vie
d'un individu isolé, la matière introduite se répartit entre les
divers appareils; dans le même appareil, entre les divers
organes qui le forment; dans le même organe, entre les divers
tissus qui le constituent. Les produits à évacuer provien-

nent des divers appareils ; ceux qui sortent d'un appareil pro-
viennent de ses divers organes ; ceux d'un organe, de ses
divers tissus. Les aliments, introduits par les diverses portes,
se divisent et se subdivisent pour subvenir aux besoins de
toutes les parties; et les déjections, au contraire, s'ajoutent
et se surajoutent pour sortir, plus ou moins mélangées, par
les divers émonctoires. Un liquide sans cesse en circulation
et représentant le voiturage des villes se charge, chez les êtres
vivants, du soin de recevoir les approvisionnements, de les
distribuer à toutes les parties qui les réclament, et aussi de
récolter les détritus à éliminer et de les conduire aux divers
organes chargés de les excréter : ce liquide est le sang

Les sécrétions ont été aussi élucidées par la chimie. Il a
été prouvé que le sang des femmes en lactation contient une
matière très-analogue (sinon identique) à la caséine de
leur lait; que l'urée se forme partout et non dans le rein
(Prévost et Dumas), que le rein se borne à la séparer du sang
(docteur Picard de Strasbourg), que le foie excrète les corps
gras, surtout quand ils ne sont pas utiles comme dans les
pays chauds, qu'indépendamment de cette sécrétion externe,
le foie produit une sécrétion intrà-vasculaire de glycose
(Claude Bernard), etc.

— Je n'en finirais pas si je voulais rappeler tous les progrès
que la biologie a faits dans le siècle actuel, depuis la constitu-
tion de la chimie en véritable science. Et on voudrait aujour-
d'hui élever des doutes sur la certitude de ces progrès ! On
voudrait revenir à la physiologie du siècle dernier, physiologie
de cabinet, physiologie de penseurs, offrant autant de systèmes
que d'hommes qui s'en sont occupés ! Non, non, la science
marche, elle marche sûrement, parce qu'elle a quitté le
champ des réflexions oiseuses pour entrer dans celui de l'observation et de l'expérience.

Le vitalisme s'en va parce qu'il n'explique rien. La méthode
nouvelle a pénétré avec M. Béchamp dans le sanctuaire des
traditions hippocratiques, et la vieille école de Montpellier a
été ébranlée jusque dans ses fondements. Lors de la récente

discussion qui a eu lieu dans la capitale, personne ne s'est présenté comme en 1856 pour défendre les idées du Midi : c'est que ces idées commencent à disparaître. Et parmi les adversaires des inductions en biologie on n'en a guère trouvé que deux, dont l'un discute par métier, discute quand même, discute toujours et est connu du monde entier par les railleries qui remplacent dans ses discours les vrais arguments (dangereux orateur qui démolit toujours et n'édifie jamais !) et dont l'autre est si peu convaincu, qu'après avoir, dans son livre, classé le fer parmi les médicaments reconstituants, il vient aujourd'hui déclarer que, si ce corps guérit la chlorose, ce n'est pas parce qu'il est indispensable à l'édification des globules rouges du sang.

Le vitalisme s'en va parce qu'il est routinier et que la physique et la chimie progressent, parce qu'à chaque pas nouveau de ces sciences correspond un pas nouveau de la physiologie. Déjà la reproduction de plusieurs matières organiques dans nos vases inertes, la formation artificielle de l'urée notamment, était venue prouver que les procédés de la vie ne sont pas tellement spéciaux qu'ils ne puissent être imités. Mais voilà que surgit tout-à-coup un homme nouveau qui, comme les plantes, fait des corps organiques, même des produits animaux, avec des éléments exclusivement empruntés au règne minéral : on sait en effet qu'avec de la potasse, du fer et du carbonate de baryte, M. Berthelot reproduit un acide identique à celui que secrètent les fourmis et auquel les orties doivent leurs propriétés irritantes.

Où s'arrêtera cette puissance créatrice du chimiste ? C'est ce qu'il n'est vraiment donné à personne d'établir *à priori*. Sans doute il y a des limites ; mais où ? on n'en sait rien. On avait cru tout d'abord que les produits des êtres vivants leur étaient tout-à-fait spéciaux, et voilà qu'aujourd'hui on en a fait plus d'un cent dans les laboratoires. Alors intervient une distinction : « Il y a, dit-on, des matières simplement organiques qui sont cristallisables, et des matières organisées ou formées de particules sphéroïdales généralement creuses, susceptibles d'endosmose et d'exosmose; le chimiste peut produire les premières (et remarquez qu'on affirmait le contraire autrefois), mais il lui est défendu de toucher aux secondes qui resteront toujours l'œuvre exclusive des êtres animés. » Hommes du fait acquis, prenez bien garde quand vous imposez ainsi des limites à la science, car j'ai bien peur que vos nouvelles barrières ne soient pas plus respectées que les anciennes. Ignorez-vous donc qu'en mettant un estomac de veau bien lavé au sein de l'eau sucrée, on produit dans celle-ci des particules organisées? Et pouvez-vous fournir une explication assez rigoureuse de la plupart des faits avancés par les partisans de la génération spontanée pour convaincre notre esprit et nous empêcher de soupçonner dans ces faits un nouveau progrès?

Un savant que vous ne m'accuserez pas de choisir dans mon camp, M. Malgaigne, n'est pas aussi restrictif que vous des progrès futurs de la chimie. Il admet qu'on parviendra à faire de l'albumine, de la fibrine, du sang, de la matière cérébrale. Mais c'est plus loin que là qu'il va chercher une objection à nos idées, objection à laquelle il me paraît assez facile de répondre. « Messieurs, dit cet orateur, l'albumine.
» la fibrine, le sang, la matière cérébrale, que le chimiste
» fera un jour, ce sont les éléments de nos tissus, la matière
» première si vous voulez. Il faut maintenant les tisser et ce
» n'est plus l'affaire de la chimie; il faudra s'adresser à une
» science toute nouvelle, dont le nom n'est pas même inventé;
» le tisserand devra prendre la place du chimiste. Eh bien !
» l'avenir est grand, j'accorde que vous trouverez ce tisserand;
» vous n'en serez pas plus avancés. Car je vous livre, moi,
» l'albumine, la fibrine, les tissus, les organes; voilà, sur
» cette table, l'organisation achevée, voilà le cadavre. A quelle
» science physique ou chimique allez-vous faire appel pour
» lui donner la vie, pour lui dire : Ressuscite et lève-toi ! »

Pour répondre à cette belle tirade, dégageons-la d'abord de son manteau d'éloquence et examinons-la froidement. M. Malgaigne croira à l'utilité de l'intervention de la chimie : 1° quand

on lui aura fait un cadavre ; 2° quand on l'aura animé. La première demande rappelle celle de Voltaire : « Que l'on me
» fasse un grain de blé, disait-il, et je croirai à la chimie. »
Autant vaudrait dire : « Je ne croirai à la cosmographie que
quand on m'aura fait un univers. » Et où en serions-nous,
grand Dieu ! si on exigeait autant de toutes les sciences ?
Quelle est celle dont on pourrait alors admettre l'existence ?
N'est-ce donc rien que d'étudier les êtres de la création , d'as-
sister à leur origine , à leur développement, à leurs maladies,
à leur mort, de rechercher la cause de ces divers phénomènes ? Et faudra-t-il absolument que l'homme reconstitue les
êtres étudiés par lui, qu'il les anime d'un souffle nouveau ;
faudra-t-il que l'homme devienne Dieu , pour inspirer con-
fiance au public devant lequel il exposera ses découvertes ?
Oh ! s'il en est ainsi, que venons-nous faire ici ? A quoi bon ce
Congrès ? Pourquoi nous communiquer les uns aux autres ce
que nous pouvons avoir trouvé ? Restons dans notre ignorance, il ne nous est pas permis d'en sortir.

— Je termine et je conclus. L'opinion de ceux qui croient
que les êtres vivants sont tellement distincts des corps inertes
que rien de ce qui concerne ces derniers ne peut être appliqué
aux premiers, ne me paraît nullement justifiée. Dans l'homme,
il y a un corps et une âme. L'âme est un être à part, un esprit
subtil qui échappe à l'observation. Mais le corps tient à la
terre, vient de poussière et doit redevenir poussière , et,
comme matière, il appartient à nos investigations. Les mani-
festations dont il est le siége ne sont pas toutes semblables à
celles des êtres inanimés, et nous sommes loin d'en connaître
toutes les lois et relations mutuelles ; mais ne négligeons,
pour arriver à ce but, aucun des moyens qui sont à notre
disposition , et, quand un problème aussi beau et aussi com-
pliqué que celui de la vie est soumis à nos investigations,
n'ayons pas la prétention de le résoudre d'un trait de plume
et attendons tout du temps et de l'expérience.